RECETTE DE SMOOTHIE ALCALIN

Recettes simples et délicieuses pour une santé et un équilibre du pH optimaux.

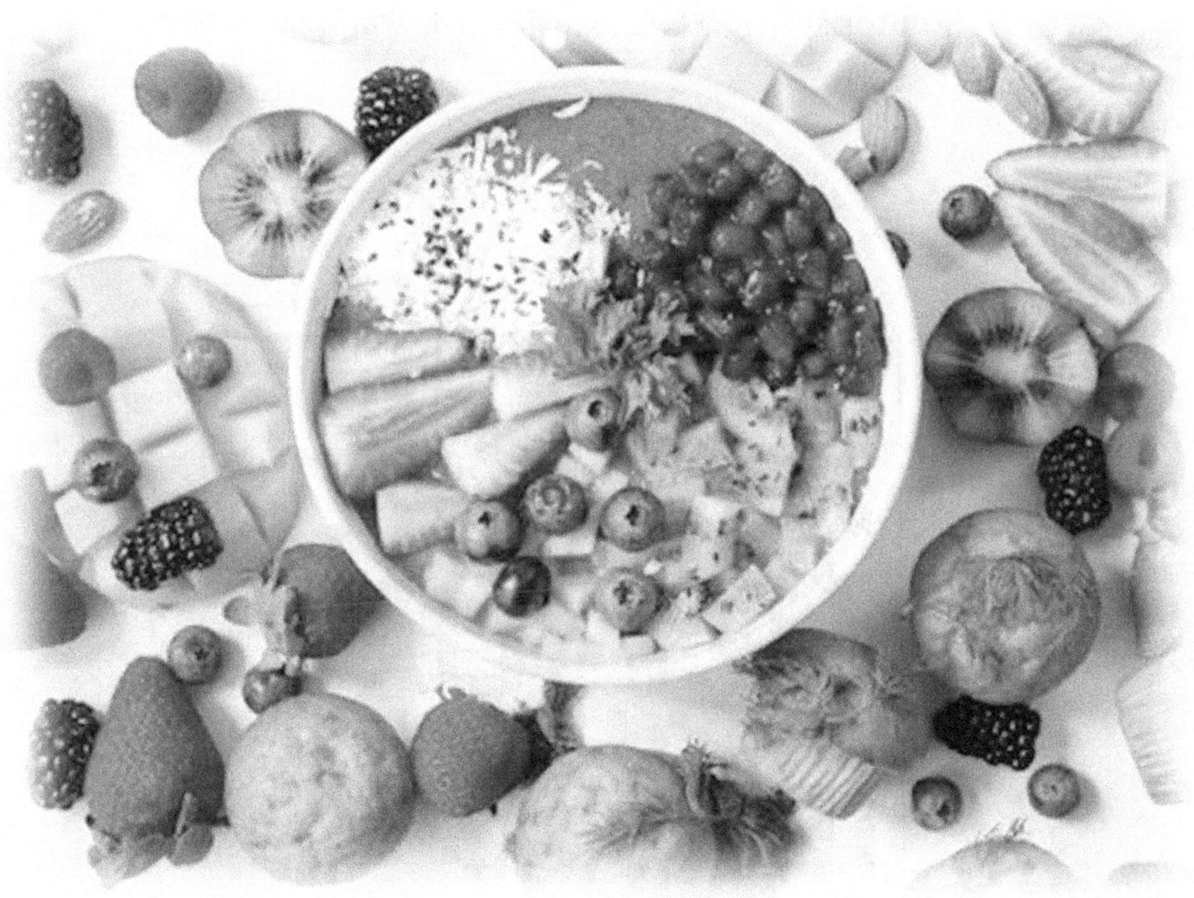

Christiana White

ACCÉDER À PLUS DE LIVRES

CLAUSE DE NON-RESPONSABILITÉ

Les recettes de ce livre de recettes sont fournies à titre informatif uniquement et ne constituent pas un conseil médical ou professionnel. Bien que l'auteur et l'éditeur aient fait tous les efforts possibles pour garantir l'exactitude et l'efficacité des recettes, ils ne sont pas responsables des effets indésirables ou des conséquences résultant de l'utilisation des suggestions présentées ici.

Les informations contenues dans ce livre de recettes ne doivent pas remplacer les conseils d'un professionnel. Il est conseillé aux lecteurs de consulter un professionnel de la santé ou un professionnel de la cuisine avant d'apporter des modifications significatives à leur alimentation ou à leurs pratiques culinaires.

Les informations nutritionnelles sont approximatives et doivent être utilisées uniquement à titre indicatif. Des variations peuvent survenir en raison de la disponibilité des produits, de la préparation des aliments, de la taille des portions et d'autres facteurs.

L'auteur et l'éditeur déclinent toute responsabilité liée à l'utilisation de ces informations. Il est de la responsabilité du lecteur de déterminer la valeur et la qualité de toute recette ou instruction fournie pour la préparation des aliments et de déterminer l'adéquation nutritionnelle de l'aliment à consommer.

A PROPOS DE L'AUTEUR

Lorsqu'il s'agit de livres de cuisine savoureux et nutritifs qui transforment le bien-être en un délicieux voyage, Christiana White est l'auteur vers laquelle vous vous tournez. Elle aborde la cuisine sous un nouvel angle et a une passion pour la création d'aliments sains.

Motivée par sa propre quête de santé, les livres de Christiana sur Amazon regorgent de recettes délicieuses qui démontrent que manger sainement peut être à la fois simple et agréable. Sa méthode créative rend la cuisine accessible à tous les niveaux en fusionnant des aliments simples et entiers avec des saveurs du monde entier.

Les lecteurs des repas de Christiana s'extasient sur les effets bénéfiques de ses aliments sur leur vie en dehors de la cuisine. Ses livres sont plus que de simples recettes ; ce sont des guides pour un mode de vie plus heureux et meilleur, qui se traduit par tout, depuis plus d'énergie jusqu'à une passion revitalisée pour la cuisine.

Accompagnez Christiana pour découvrir comment transformer vos repas en expériences satisfaisantes et joyeuses. Découvrez le délicieux croisement de la santé et de la saveur en plongeant dans le monde coloré de ses livres de cuisine.

TABLE DES MATIÈRES.

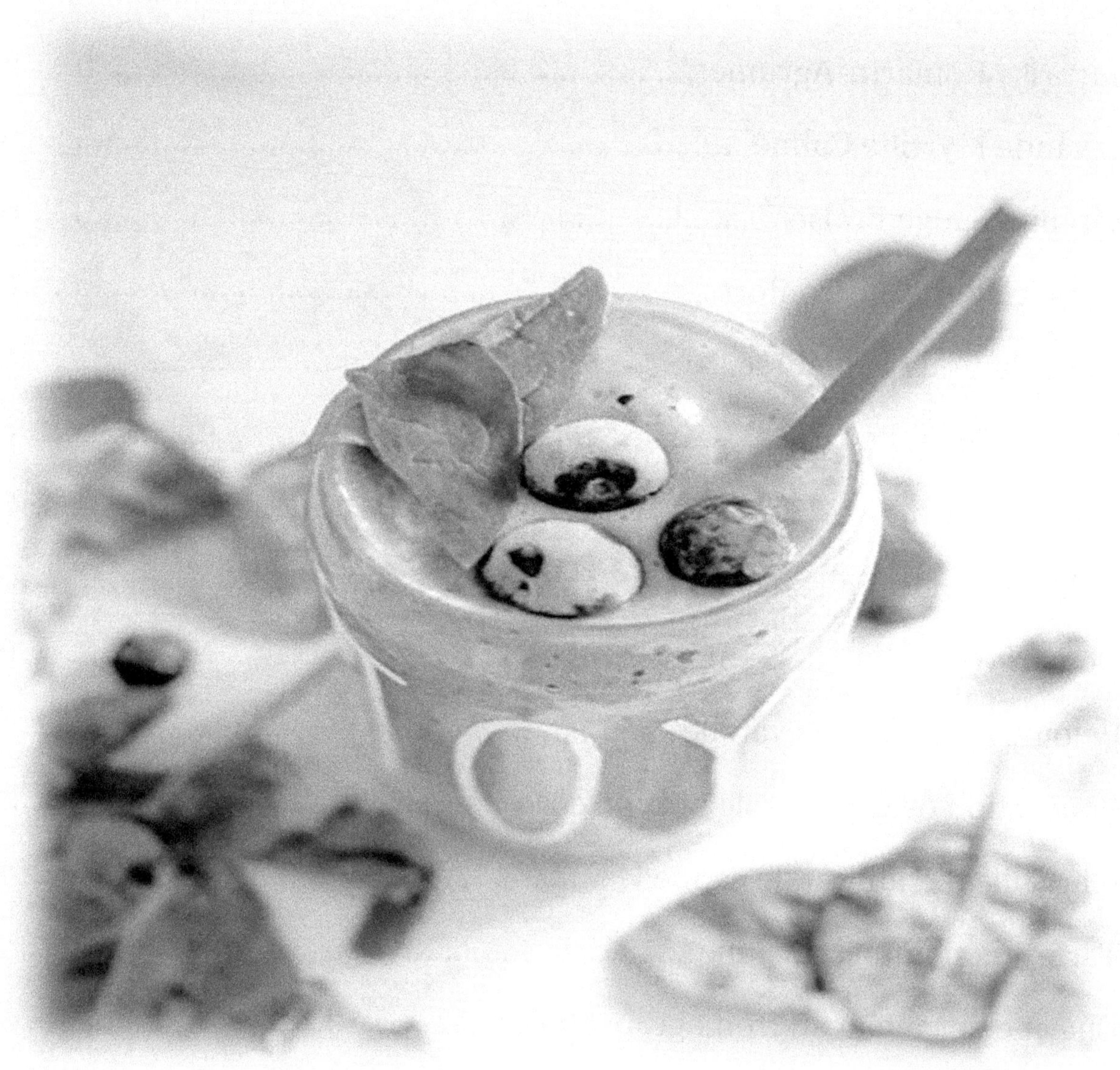

INTRODUCTION

Êtes-vous prêt à atteindre le potentiel maximum de votre corps ? Imaginez-vous vous réveiller chaque matin en vous sentant rafraîchi, plein d'énergie et prêt à affronter le monde. Imaginez-vous maintenir sans effort un poids santé, une peau magnifique et un système digestif qui fonctionne parfaitement. Cela ne semble-t-il pas incroyable ?

Eh bien, je suis ici pour vous dire que ce n'est pas simplement un rêve. C'est le pouvoir du mode de vie des smoothies alcalins.

Ces cocktails éclatants, soutenus par la recherche et alimentés par l'extraordinaire densité nutritionnelle des fruits, légumes et autres composants alcalinisants, ont le potentiel d'altérer votre santé de l'intérieur. Les smoothies alcalins peuvent augmenter votre niveau d'énergie, améliorer votre digestion et même vous aider à perdre du poids en neutralisant l'excès d'acide, en réduisant l'inflammation et en insufflant à votre corps des nutriments essentiels.

Cependant, il ne s'agit pas simplement de se sentir bien et de se sentir bien ; il s'agit de favoriser un profond sentiment de bien-être qui rayonne de l'intérieur. Le mode de vie des smoothies alcalins est plus qu'un simple régime ; c'est un voyage vers une personne plus dynamique et en meilleure santé.

Êtes-vous prêt à vous lancer dans un voyage qui transformera votre façon de concevoir la nourriture et fournira à votre corps les moyens de subsistance dont il a besoin ? Les recettes et les conseils de ce livre vous guideront vers un avenir meilleur et plus revigoré. Il est temps de faire le premier pas pour atteindre votre plein potentiel et vivre une vie saine.

Le pouvoir des smoothies alcalins

Les smoothies alcalins sont plus qu'un simple engouement pour la santé ; c'est un moyen délicieux et efficace d'améliorer votre santé de l'intérieur. Ces mélanges éclatants tirent parti de l'alcalinité inhérente des fruits, des légumes et d'autres ingrédients riches en nutriments pour produire une symphonie de saveurs et de bienfaits pour la santé qui peuvent transformer votre routine quotidienne.

Alors, qu'est-ce qui rend les smoothies alcalins spéciaux ?

- Équilibrage du pH : L'alimentation moderne, souvent riche en aliments transformés, en sucre et en graisses malsaines, peut entraîner un environnement trop acide dans le corps. Cette acidité a été associée à un large éventail de problèmes de santé, notamment l'inflammation, l'épuisement et une diminution de l'immunité. Les smoothies alcalins aident à équilibrer l'acidité en fournissant des minéraux alcalinisants et des nutriments qui favorisent une bonne santé.

- Puissances nutritionnelles : les smoothies alcalins sont riches en vitamines, minéraux, antioxydants et fibres, fournissant une dose concentrée de nutriments à chaque gorgée. Des légumes-feuilles comme le chou frisé et les épinards aux baies vives et aux fruits tropicaux, chaque élément a son propre profil nutritionnel et agit en synergie pour soutenir les activités importantes de votre corps.

- Boost d'énergie : contrairement aux boissons sucrées et aux collations transformées, qui provoquent une poussée de sucre suivie d'un crash, les smoothies alcalins fournissent une énergie durable. Cela est dû aux glucides complexes présents dans les fruits et légumes, que le corps décompose lentement, libérant ainsi de l'énergie tout au long de la journée.

- Aide à la détoxification : De nombreuses substances alcalines, telles que le citron, le gingembre et le concombre, sont naturellement détoxifiantes. Ces composés peuvent contribuer aux processus naturels de détoxification de votre corps, en éliminant les toxines et en favorisant un environnement intérieur plus propre.
- Gestion du poids : en remplaçant les boissons sucrées et les collations nocives par des smoothies alcalins, vous fournissez non seulement à votre corps des nutriments importants, mais vous réduisez également votre consommation globale de calories. Les fibres contenues dans ces smoothies favorisent la satiété, vous gardant rassasié plus longtemps et diminuant les fringales.

Au-delà des bienfaits évidents pour la santé, les smoothies alcalins sont agréables à préparer et à consommer. Expérimenter diverses combinaisons de fruits, légumes, herbes et épices vous permet de créer des profils de saveurs distincts qui chatouillent vos papilles gustatives et nourrissent votre esprit. Que vous souhaitiez un smoothie vert brillant avec des légumes-feuilles ou un mélange de fruits tropicaux rempli de soleil, il existe une recette de smoothie alcalin pour tout le monde.

Essentiellement, les smoothies alcalins constituent une approche savoureuse et simple pour adopter un mode de vie sain. Les intégrer à votre routine quotidienne, c'est bien plus que simplement boire un smoothie ; c'est un investissement dans votre santé et votre bien-être à long terme. Laissez les couleurs brillantes , les saveurs rafraîchissantes et les puissants nutriments des smoothies alcalins raviver et éveiller vos sens.

CHAPITRE 1 : LES ESSENTIELS DU RÉGIME ALCALIN

Qu'est-ce que le régime alcalin ?

Le régime alcalin, également connu sous le nom de régime acide-alcalin ou alcalin aux cendres, est un régime alimentaire qui met l'accent sur la consommation d'aliments censés avoir un effet alcalinisant sur le corps. La théorie de ce régime est que les aliments que nous consommons peuvent affecter l'équilibre du pH de nos fluides physiologiques, comme le sang et l'urine.

L'échelle de pH va de 0 à 14, où 0 est le plus acide, 7 est neutre et 14 est le plus alcalin. Les partisans du régime alcalin pensent qu'un environnement interne légèrement alcalin (pH sanguin de 7,35 à 7,45) est le meillcur pour la santé et le bien-être.

Comment fonctionne ce régime ?

Le régime alcalin classe les aliments en fonction de leur capacité à produire des sous-produits acides ou alcalins (cendres) pendant la digestion et le métabolisme. La viande, la volaille, le poisson, les produits laitiers, les œufs, les céréales et les plats transformés sont acides, tandis que les fruits, les légumes, les noix, les graines et certaines légumineuses sont alcalins.

Pour maintenir un état légèrement alcalin du corps, le régime recommande de manger plus d'aliments alcalinisants (environ 80 %) et moins d'aliments acidifiants (20 %).

Quelles sont les limites et les critiques ?

- Bien que certaines recherches révèlent des avantages possibles, les preuves scientifiques de l'efficacité du régime alcalin restent limitées et floues.
- Simplification excessive de l'équilibre du pH : le pH du corps est étroitement maintenu par divers systèmes, et l'alimentation a peu d'impact sur le pH sanguin.
- Caractère restrictif : le régime alimentaire supprime ou restreint certains groupes d'aliments, ce qui rend difficile son maintien à long terme et peut conduire à des carences en nutriments.
- Désinformation : certains partisans du régime alcalin font des allégations exagérées sur ses avantages, ce qui peut prêter à confusion.

Devriez-vous l'essayer ?

Si vous envisagez d'essayer le régime alcalin, parlez-en d'abord à un médecin ou à un diététicien qualifié. Ils peuvent vous aider à déterminer son adéquation à vos besoins et objectifs spécifiques, ainsi qu'à vous guider dans la prise de choix alimentaires éclairés afin de garantir une alimentation équilibrée et nutritive.

Il est essentiel de noter que le régime alcalin n'est pas une panacée pour la santé. Une alimentation équilibrée, composée d'aliments complets, riche en fruits, légumes et autres repas riches en nutriments est généralement suggérée pour la santé et le bien-être en général, quelle que soit la façon dont elle affecte les niveaux de pH.

Avantages des smoothies alcalins

L'intégration de smoothies alcalins à votre routine quotidienne peut vous aider à atteindre une santé et un bien-être optimaux. Ces mélanges lumineux offrent de nombreux avantages en plus de leur délicieuse saveur. Voyons les nombreux bienfaits de la consommation de ces élixirs alcalinisants :

1. Équilibre du pH restauré : Une alimentation moderne riche en aliments transformés, en sucreries et en mauvaises graisses peut altérer l'équilibre sensible du pH de votre corps, entraînant un environnement trop acide. Cette acidité a été associée à un certain nombre de problèmes de santé, notamment l'inflammation, l'épuisement et l'affaiblissement de l'immunité. Les smoothies alcalins équilibrent l'acidité en fournissant des minéraux et des nutriments alcalinisants qui favorisent un meilleur environnement interne.

2. Augmentation de l'énergie : Oubliez les baisses d'énergie induites par le sucre qui accompagnent les boissons sucrées et les aliments transformés. Les smoothies alcalins fournissent une énergie prolongée qui maintient votre corps en activité tout au long de la journée. Cela est dû aux glucides complexes présents dans les fruits et légumes, qui sont lentement décomposés par l'organisme et libèrent de l'énergie au fil du temps. De plus, la forte concentration de vitamines et de minéraux dans ces smoothies nourrit vos cellules et favorise leur bon fonctionnement, augmentant ainsi votre niveau d'énergie.

3. Digestion améliorée : Le composant fibreux des smoothies alcalins contribue de manière significative à la santé digestive. Les fibres augmentent le volume des selles, permettant des selles plus fluides et réduisant la constipation. Il fonctionne également comme un prébiotique, nourrissant les bactéries bénéfiques de votre intestin et favorisant un microbiote intestinal sain, tous deux nécessaires à une bonne digestion et à l'absorption des nutriments.

4. Inflammation réduite : L'inflammation chronique est une cause silencieuse de nombreux problèmes de santé, notamment les maladies cardiaques, l'arthrite et les maladies auto-immunes. Les smoothies alcalins contiennent des produits chimiques anti-inflammatoires présents dans les fruits, les légumes et les herbes. Ces substances aident à neutraliser les radicaux libres, à réduire le stress oxydatif et à réduire l'inflammation, réduisant ainsi potentiellement le risque de maladie chronique et améliorant l'état de santé général.

5. Gestion du poids : Avez-vous du mal à maintenir un poids santé ? Les smoothies alcalins peuvent être une aide efficace à la gestion du poids. Ils sont naturellement faibles en calories et riches en fibres, vous vous sentirez donc rassasié plus longtemps et aurez moins de fringales. En remplaçant les boissons sucrées et les mauvaises collations par des smoothies riches en nutriments, vous pouvez nourrir votre corps tout en gardant votre nombre de calories sous contrôle.

6. Peau éclatante : L'adage « vous êtes ce que vous mangez » est particulièrement pertinent lorsqu'il s'agit de votre peau. Les smoothies alcalins contiennent une richesse de vitamines, de minéraux et d'antioxydants qui nourrissent votre peau de l'intérieur, créant un éclat sain et atténuant les signes du vieillissement. Ces nutriments protègent votre peau des radicaux libres, de la pollution et des rayons UV, pour un teint éclatant.

7. Immunité renforcée : Les vitamines, les minéraux et les antioxydants contenus dans les smoothies alcalins travaillent ensemble pour renforcer votre système immunitaire. Ils favorisent la formation de cellules immunitaires, améliorent leur fonction et les protègent des dommages, vous rendant ainsi plus résistant aux infections et aux maladies. La consommation régulière de ces mélanges riches en nutriments fournit à votre système immunitaire les outils dont il a besoin pour défendre efficacement votre corps.

8. Amélioration de l'humeur et de la clarté mentale : En raison de sa relation complexe avec votre bien-être mental et émotionnel, un intestin sain est souvent appelé le « deuxième cerveau ». Les smoothies alcalins, avec leur teneur élevée en fibres et leurs ingrédients respectueux de l'intestin, favorisent un microbiote intestinal sain, ce qui peut améliorer votre humeur, réduire l'anxiété et augmenter la clarté mentale.

Les smoothies alcalins offrent une approche holistique de la santé en traitant simultanément plusieurs aspects de votre bien-être. En incluant ces mélanges vifs dans votre routine quotidienne, vous nourrissez non seulement votre corps, mais vous investissez également dans un mode de vie plus sain, plus heureux et plus dynamique.

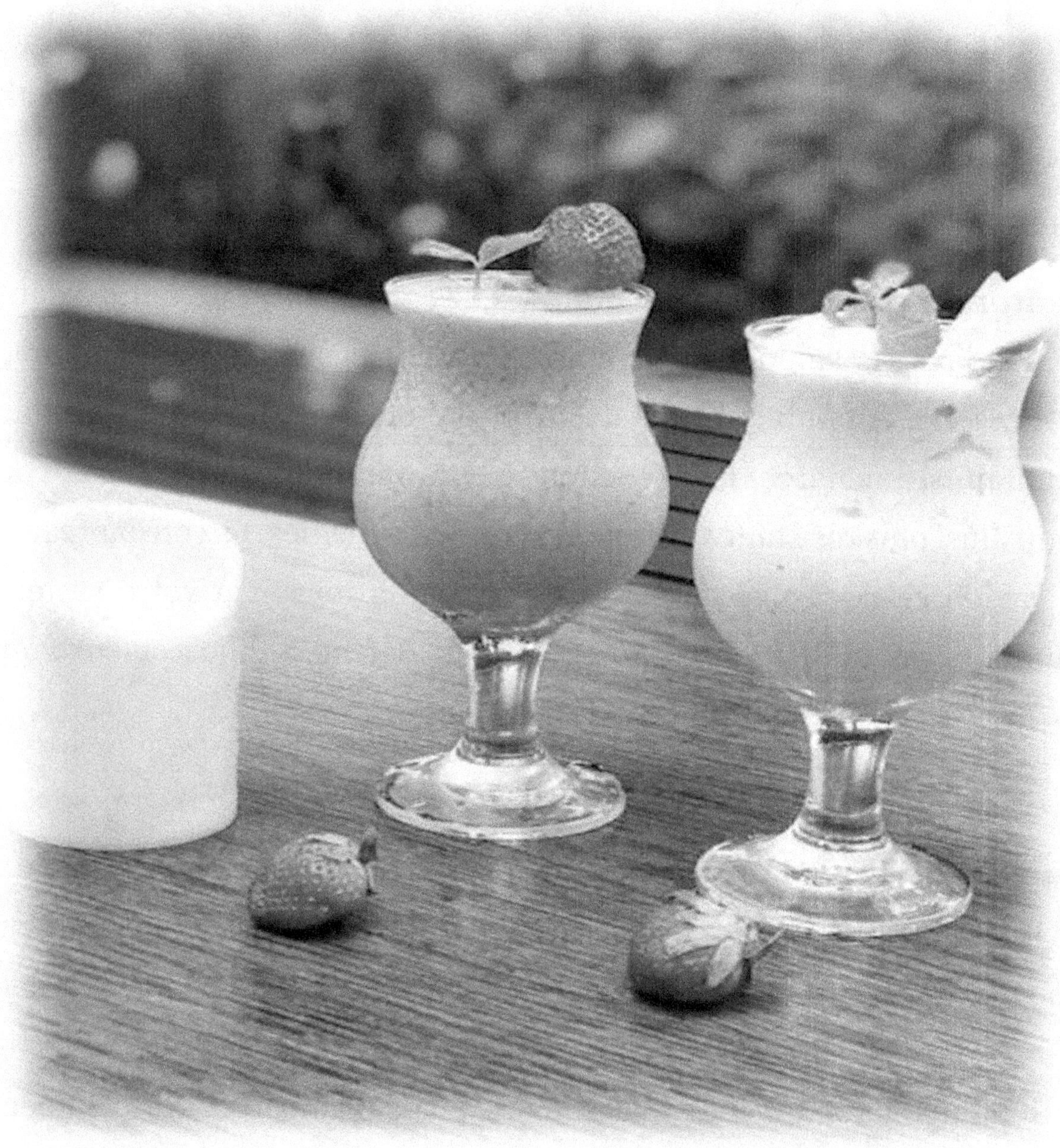

CHAPITRE 2 : PRÉPARER LE SUCCÈS

Outils de cuisine pour un smoothie parfait

Créer des smoothies alcalins savoureux et nutritifs ne nécessite pas une configuration de cuisine complexe, mais disposer des outils appropriés peut contribuer à rendre le processus plus facile, plus efficace et plus agréable. Voici un aperçu des articles de cuisine cruciaux qui amélioreront votre jeu de smoothies :

- Un mixeur haute puissance est le cœur et l'âme de votre entreprise de fabrication de smoothies. Un mélangeur puissant, de préférence d'au moins 1 000 watts, pulvérisera facilement les composants durs tels que les légumes-feuilles, les fruits surgelés et les légumes fibreux, ce qui donnera une texture soyeuse et lisse. Choisissez des modèles avec plusieurs réglages de vitesse et des fonctions smoothie préprogrammées pour plus de commodité.

- Tasses et cuillères à mesurer : La précision est essentielle pour préparer le smoothie parfait. Les tasses et cuillères à mesurer garantissent que vous utilisez la quantité appropriée de chaque ingrédient, ce qui donne un profil de saveur équilibré et des résultats fiables à chaque fois.

- Planche à découper et couteau bien aiguisé : Pour garantir une expérience de mélange homogène, préparez correctement vos ingrédients. Une planche à découper robuste avec un couteau bien aiguisé permettra de trancher facilement les fruits, les légumes et les herbes.

- Bols à mélanger : Avoir quelques bols à mélanger à portée de main vous aide à pré-porter vos composants, ce qui maintient votre poste de travail en ordre et accélère le processus de mélange.

- Le jus d'agrumes fraîchement pressé donne à de nombreux smoothies alcalins une saveur vibrante et piquante. À l'aide d'un presse-agrumes manuel ou électrique, vous pouvez facilement extraire le jus de citrons, limes et oranges.

- Éplucheur de légumes : Pour les composants tels que les carottes, les concombres et le gingembre, un éplucheur de légumes est utile pour enlever rapidement la peau externe.

- Les pots Mason ou les gobelets réutilisables sont idéaux pour conserver les restes d'ingrédients de smoothie ou pour transporter votre création sur la route. Recherchez des choix sans BPA pour garder vos smoothies frais et sains.

- Pailles (réutilisables ou compostables) : Boire votre smoothie avec une paille peut être une façon simple et amusante de le siroter en déplacement. Choisissez des pailles réutilisables en acier inoxydable ou en verre, ou des pailles en papier compostables pour un choix plus respectueux de l'environnement.

- Spatule : Une spatule est nécessaire pour extraire la dernière goutte de bonté de votre mixeur ou de votre plat à mélanger.

- (Facultatif) Mélangeur à immersion : Si vous avez un espace limité ou si vous préférez un choix plus compact, un mélangeur à immersion est une excellente alternative à un mélangeur de comptoir. Il vous permet de mélanger votre smoothie directement dans le récipient dans lequel vous avez l'intention de boire, réduisant ainsi le nettoyage.

Avec cet équipement de cuisine de base dans votre arsenal, vous pourrez préparer des smoothies savoureux, sains et alcalinisants qui nourriront votre corps tout en ravissant votre palais.

Sélection de vos ingrédients

Tout smoothie alcalin délicieux et nutritif repose sur une sélection minutieuse de composants. Comprendre les propriétés alcalinisantes de divers fruits, légumes et autres ingrédients vous permet de créer des mélanges qui non seulement satisfont vos papilles gustatives, mais nourrissent également votre corps de l'intérieur.

Légumes-feuilles :

- Le chou frisé est une ressource nutritionnelle riche en vitamines A, C et K, ainsi qu'en minéraux comme le calcium et le potassium. Sa saveur légèrement amère se marie bien avec les fruits sucrés.
- Épinards : Alternative plus douce au chou frisé, les épinards contiennent du fer, du magnésium et du folate. Il se combine facilement dans les smoothies, créant une couleur verte brillante .
- La laitue romaine, avec sa texture croquante et sa saveur neutre, ajoute du volume et de l'hydratation aux smoothies sans dominer les autres composants.

- Bette à carde : La blette à carde est riche en vitamines A, C et K, ainsi qu'en bêta-carotène et en antioxydants. Sa saveur légèrement terreuse se marie bien avec les agrumes.

Des fruits:

- Baies : Les fraises, les myrtilles, les framboises et les mûres sont faibles en sucre et riches en antioxydants, ce qui les rend idéales pour les smoothies alcalins.
- Agrumes : Les citrons, les limes et les pamplemousses sont naturellement alcalins et donnent une touche rafraîchissante aux smoothies. Leur concentration en vitamine C améliore également l'immunité.
- Fruits tropicaux : Les mangues, les ananas et la papaye ajoutent de la douceur et une touche tropicale à vos mélanges. Ils contiennent également des enzymes qui facilitent la digestion.
- Pommes et poires : Ces fruits polyvalents apportent des fibres et une saveur naturelle. Choisissez une variété biologique pour éviter les résidus de pesticides.

Ingrédients supplémentaires :

- Le concombre est à la fois hydratant et rafraîchissant en raison de sa teneur élevée en eau et de sa concentration en électrolytes. Il contient également de la silice, qui favorise une bonne peau, des cheveux et des ongles.
- Céleri : Ce légume croquant est riche en vitamines, minéraux et antioxydants. Il fonctionne également comme un diurétique naturel, aidant à l'élimination des polluants.
- Le gingembre est connu pour ses effets anti-inflammatoires et donne une touche épicée aux smoothies tout en apaisant les troubles digestifs.
- Jus de citron ou de lime. Un filet de jus d'agrumes frais rehausse non seulement la saveur de votre smoothie, mais il aide également à conserver sa belle couleur .
- Les herbes fraîches, comme la menthe, le basilic ou la coriandre, peuvent donner une profondeur de saveur distincte à vos mélanges.
- Épices : Un peu de cannelle, de curcuma ou de poivre de Cayenne peuvent donner à votre smoothie une saveur chaleureuse et nuancée.

Conseils pour la sélection des ingrédients :

- Choisissez le biologique : pour éviter les pesticides et les herbicides, achetez des produits biologiques autant que possible.
- Les produits de saison sont non seulement plus frais et plus savoureux, mais aussi plus sains.

- Expérimentez avec la variété : n'ayez pas peur d'explorer différentes combinaisons d'ingrédients pour trouver vos profils de saveurs préférés.
- Équilibrer la douceur : Si votre smoothie est trop acidulé, utilisez un édulcorant naturel, comme des dattes, du miel ou du sirop d'érable, avec modération.

Trouver le bon équilibre de saveur et de texture est essentiel pour créer un smoothie alcalin agréable et sain. Des smoothies qui nourrissent votre santé et font plaisir à vos sens peuvent être préparés en expérimentant différentes combinaisons d'ingrédients frais et de haute qualité.

PLAN DÉTOX DU SMOOTHIE ALCALIN DE 30 JOURS

Ce plan de désintoxication vise à vous faire passer en douceur à un mode de vie alcalin. Chaque jour, vous choisirez un smoothie différent parmi les catégories répertoriées, vous permettant de goûter à une variété de saveurs et de bienfaits pour la santé. N'oubliez pas d'écouter votre corps et de faire les ajustements nécessaires.

Semaine 1 : Une introduction à l'alcalinité

- Jour 1 : Booster alcalin Sunrise.
- Jour 2 : Nettoyage au concombre et à la menthe.
- Jour 3 : Délice avocat-lime.
- Jour 4 : Carotte Gingembre Zing.
- Jour 5 : Betterave et Berry Flush.
- Jour 6 : Céleri Poire Power.
- Jour 7 : Explosion alcaline de myrtille.

Semaine 2 : Approfondir la détox

- Jour 8 : Kiwi Kale Kickstart.
- Jour 9 : Hydratez-vous avec du basilic pastèque. Jour 10 : Ressourcez-vous avec de l'ananas et des épinards.
- Jour 11 : Fusion alcaline de baies.
- Jour 12 : Évasion alcaline tropicale.
- Jour 13 : Alcalinité de la pomme verte.

- Jour 14 - Renaissance des épinards sucrés

Semaine 3 - Protéines et puissance

- Jour 15 : Awe antioxydant alcalin.
- Jours 16 à 18 : Gâterie au curcuma doré, potion de guérison au chou rouge et lift au citron piquant.
- Jour 19 - Refroidisseur de cerises et de grenades
- Jour 20 - Mélange Omega de graines de lin
- Jour 21 : Aventure alcaline aux noix.

Semaine 4 : Guérison à base de plantes et indulgences

- Jour 22 : Puissance protéique de la spiruline.
- Jour 23 : Harmonie du cœur du chanvre. Jour 24 : Bonheur au beurre d'amande.
- Jour 25 : Charge de graines de chia.
- Jours 26-28 : Élixir de graines de citrouille, Quinoa Quinoa et Sensation de graines de tournesol.

Derniers jours : point culminant et célébration.

- Jour 29 : Perfection des protéines de pois.
- Jour 30 - Merveille de la noix

Conseils pour réussir :

- Hydratation : Buvez beaucoup d'eau tout au long de la journée pour faciliter le processus de détoxification.
- Alimentation consciente : associez vos smoothies à une alimentation équilibrée à base alcaline.
- Exercice : faites des exercices légers à modérés pour améliorer la circulation et la désintoxication.
- Repos : dormez suffisamment pour favoriser les processus de guérison de votre corps.

Ce plan de désintoxication vous aidera à adopter le régime alcalin avec des smoothies délicieux et nutritifs. Ajustez le plan pour répondre à vos besoins et préférences spécifiques en matière de santé, et parlez à un expert en soins de santé si vous avez des questions. Bon voyage vers la santé alcaline !

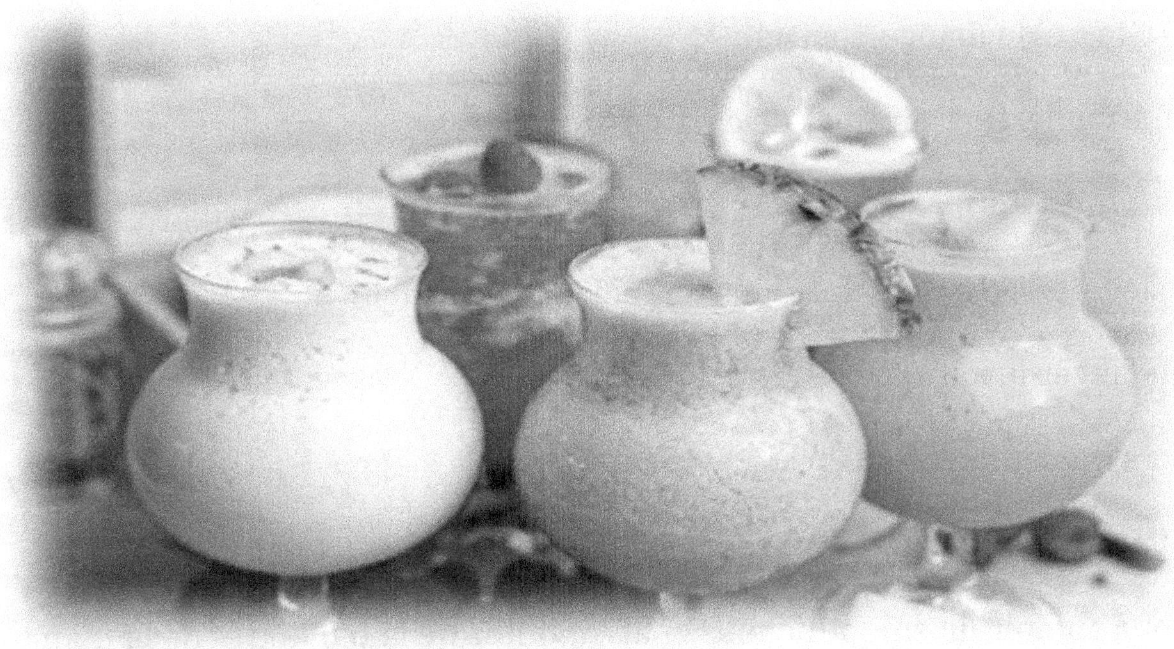

CHAPITRE 4 : RECETTES DE SMOOTHIE ALCALIN

ÉNERGISANTS DU MATIN

Booster alcalin Sunrise

Pour : 1

Ingrédients :

• Une tasse d'épinards.

• 1/2 tasse de jus d'orange fraîchement pressé.

• Une demi-banane.

• 1/4 tasse de carottes hachées.

• 1/2 tasse de mangue, en cubes.

• Une cuillerée de graines de chia.

Instructions:

• Placez tous les éléments dans un mélangeur.

• Mélanger jusqu'à consistance lisse.

• Sers immédiatement.

Astuce et variantes :

• Pour obtenir un smoothie plus épais, ajoutez de la banane et de la mangue surgelées.

• Pour un boost supplémentaire, ajoutez une cuillère de poudre de protéines végétales.

Informations nutritionnelles : Riche en vitamines A, C et acides gras
oméga-3.

Nettoyant Concombre-Menthe

Portions : 1

Ingrédients :

- Un gros concombre, pelé et tranché.

- Une demi-tasse d'eau

- Le jus d'un citron vert

- Dix feuilles de menthe.

- Une cuillère à soupe de graines de lin.

Instructions:

- Mélangez tous les ingrédients dans un mélangeur.

- Mélanger jusqu'à consistance lisse et mousseuse.

- Dégustez frais.

Astuce et variantes :

- Ajoutez une tranche de gingembre pour une touche épicée.

- Remplacez les graines de lin par des graines de chanvre pour un profil
nutritionnel différent.

Détails nutritionnels : Riche en fibres et en eau, avec des qualités
nettoyantes.

Délice avocat-lime

Portions : 1

Ingrédients :

- Un avocat mûr.

- Le jus d'un citron vert.

- Une demi-tasse d'eau de coco.

- Une demi-banane.

- Une cuillère à soupe de beurre d'amande.

Instructions:

- Retirez l'avocat et ajoutez-le au mixeur.

- Mélangez le reste des ingrédients.

- Mélanger jusqu'à consistance crémeuse.

Astuce et variantes :

- Utilisez une banane congelée pour préparer un smoothie plus frais.

- Garnir de graines de chia pour plus de texture et de nutrition.

Informations nutritionnelles : Riche en graisses saines, en potassium et en vitamine E.

Carotte Gingembre Zing.

Pour : 1

Ingrédients :

• 1 tasse de jus de carotte, de préférence fraîchement produit.

• Une demi-banane.

• 1/2 pouce de racine de gingembre, pelée.

• Un quart de cuillère à café de poudre de curcuma.

• Une cuillère à soupe de jus de citron.

Instructions:

• Mélangez tous les ingrédients dans un mélangeur.

• Mélanger jusqu'à consistance lisse.

• Garnir d'une tranche de citron.

Astuce et variantes :

• Pour plus de piquant, ajoutez une pincée de poivre de Cayenne.

• Ajoutez une cuillère à café de miel brut si vous préférez.

Information nutritionnelle : Riche en antioxydants et en vitamine A.

Betterave et Berry Flush.

Pour : 1

Ingrédients :

• 1/2 tasse de betterave rouge, cuite et tranchée

• Une demi-tasse de petits fruits mélangés (fraises, bleuets, framboises)

• Une demi-banane.

• Une tasse de lait d'amande.

• Une cuillère à soupe de graines de lin moulues.

Instructions:

• Mélangez tous les ingrédients dans un mélangeur.

• Mélanger jusqu'à consistance lisse.

• Sers immédiatement.

Astuce et variantes :

• Ajoutez des baies congelées pour un rafraîchissement rafraîchissant.

• Pour plus de légumes verts, ajoutez une poignée d'épinards.

Valeurs nutritionnelles : Riche en fibres, en vitamine C et en minéraux vitaux.

Puissance de poire de céleri.

Pour : 1

Ingrédients :

- Deux branches de céleri

- Une poire mûre.

- Une tasse d'épinards. • Une cuillère à soupe de jus de citron.

- Une tasse d'eau de coco.

Instructions:

- Coupez le céleri et les poires en morceaux.

- Placez tous les éléments dans un mélangeur.

- Mélanger jusqu'à consistance lisse.

Astuce et variantes :

- Ajoutez une petite tranche de gingembre pour une touche épicée.

- Pour une saveur différente, remplacez la poire par la pomme.

Valeurs nutritionnelles : Une combinaison hydratante riche en vitamines A et C.

Explosion alcaline de myrtille.

Portions : 1

Ingrédients :

• 1 tasse de bleuets, frais ou surgelés.

• Une banane.

• Une tasse d'épinards.

• Une cuillerée de graines de lin.

• Une tasse de lait d'amande.

Instructions:

• Mélangez tous les ingrédients dans un mélangeur.

• Mélanger jusqu'à consistance crémeuse.

Astuce et variantes :

• Utilisez de la banane congelée pour obtenir une consistance plus épaisse.

• Ajoutez une cuillère à café de cannelle pour plus de chaleur.

Informations nutritionnelles : Riche en antioxydants et en acides gras oméga-3.

Kickstarter Kiwi Kale

Pour : 1

Ingrédients :

- Deux Kiwis mûrs.

- Une tasse de feuilles de chou frisé

- Un demi avocat

- Une cuillerée de graines de chia.

- Une tasse d'eau.

Instructions:

- Pelez et coupez les kiwis en tranches.

- Retirez les tiges du chou frisé.

- Combinez tous les ingrédients et mélangez jusqu'à consistance lisse.

Astuce et variantes :

- Pour plus de piquant, ajoutez un peu de jus de citron vert.

- Ajoutez une goutte d'agave si vous le souhaitez.

Valeurs nutritionnelles : Riche en fibres et en vitamine K.

Hydratant pastèque basilic.

Pour : 1

Ingrédients :

• Deux tasses de cubes de pastèque

• 1/4 tasse de feuilles de basilic frais.

• Une cuillère à soupe de jus de citron vert.

• 1/2 tasse de glace.

Instructions:

• Mélangez la pastèque, le basilic et le jus de citron vert jusqu'à obtenir une consistance lisse.

• Incorporer la glace jusqu'à obtenir une consistance glacée.

Astuce et variantes :

• Ajoutez une tranche de concombre pour plus de fraîcheur.

• Pour ajouter une note herbacée différente, remplacez le basilic par de la menthe.

Information nutritionnelle : Rafraîchissant, riche en lycopène et en hydratation.

Recharge d'ananas et d'épinards.

Pour : 1

Ingrédients :

- 1 tasse de morceaux d'ananas.

- Une tasse d'épinards.

- Une cuillère à soupe de graines de chanvre.

- Une tasse d'eau de coco.

Instructions:

- Dans un mélangeur, mélanger l'ananas, les épinards et les graines de chanvre.

- Ajoutez l'eau de coco et mélangez jusqu'à consistance lisse.

Astuce et variantes :

- Ajoutez quelques feuilles de menthe pour une touche rafraîchissante.

- Remplacez l'ananas par de la mangue pour une touche tropicale.

Information nutritionnelle : Une augmentation de la vitamine C et des électrolytes.

SMOOTHIES À BASE DE PLANTES

Fusion alcaline de baies.

Portions : 1

Ingrédients :

• 1 tasse de petits fruits mélangés (fraises, framboises et bleuets).

• Une tasse d'épinards.

• Une cuillère à soupe de beurre d'amande.

• Une tasse de lait d'amande non sucré.

• Une cuillère à café de graines de chia.

Instructions:

• Mélangez les baies, les épinards, le beurre d'amande et le lait d'amande jusqu'à consistance lisse.

• Incorporez les graines de chia après le mixage.

Astuce et variantes :

• Utilisez des baies congelées pour préparer un smoothie réfrigéré.

• Pour plus de protéines, ajoutez une mesure de poudre de protéines végétales.

Information nutritionnelle : Riche en antioxydants et en vitamine C.

Évasion alcaline tropicale

Pour : 1

Ingrédients :

• 1 tasse de morceaux d'ananas.

• Une banane.

• Une tasse de feuilles de chou frisé

. • Une cuillère à soupe de flocons de noix de coco.

• Une tasse d'eau de coco.

Instructions:

• Mélangez l'ananas, la banane, le chou frisé et l'eau de coco jusqu'à obtenir une consistance lisse.

• Garnir de flocons de noix de coco.

Astuce et variantes :

• Pour une touche acidulée, versez un peu de jus de citron vert.

• Si vous préférez, remplacez le chou frisé par des épinards.

Information nutritionnelle : Riche en potassium et en hydratation.

Alcalinité de la pomme verte

Pour : 1 personne

Ingrédients :

• une pomme verte, épépinée et tranchée

• 1 tasse de concombre coupé en dés.

• Une tasse d'épinards.

• Une cuillerée d'huile de lin.

• Une tasse d'eau froide.

Instructions:

• Dans un mélangeur, mélanger les pommes, les concombres, les épinards et l'eau.

• Mélangez jusqu'à consistance lisse, puis ajoutez l'huile de lin et mélangez rapidement.

Astuce et variantes :

• Pour un éclat de fraîcheur, ajoutez une poignée de feuilles de menthe.

• Si vous préférez, sucrez avec une petite quantité de Stevia.

Informations nutritionnelles : Riche en fibres et en graisses saines.

La renaissance des épinards sucrés.

Pour : 1

Ingrédients :

- Une tasse d'épinards.

- Un demi avocat

- 1/2 tasse de morceaux de mangue.

- Une cuillère à soupe de jus de citron.

- Une tasse d'eau.

Instructions:

- Réduire en purée les épinards, l'avocat, la mangue et l'eau jusqu'à consistance crémeuse.

- Terminez par un filet de jus de citron.

Astuce et variantes :

- Pour une boisson rafraîchissante, ajoutez de la mangue surgelée.

- Ajoutez une cuillère à café de gingembre pour une touche épicée.

Information nutritionnelle : Riche en vitamines A et E.

Crainte antioxydante alcaline

Pour : 1

Ingrédients :

• Une tasse de baies mélangées.

• Une tasse d'épinards.

• 1/2 tasse de jus de grenade.

• Une cuillère à soupe de graines de citrouille

. • Une tasse d'eau.

Instructions :

• Mélangez les baies, les épinards, le jus de grenade et l'eau jusqu'à consistance lisse.

• Après avoir mixé, incorporez les graines de citrouille.

Astuce et variantes :

• Ajoutez une dose de protéines végétales pour augmenter la teneur en protéines.

• Pour une saveur distincte, utilisez du jus d'açai au lieu du jus de grenade.

Informations nutritionnelles : Riche en antioxydants et minéraux.

Gâterie au curcuma doré.

Pour : 1

Ingrédients :

• Une tasse de lait de coco.

• Une demi-banane.

• 1/2 cuillère à café de poudre de curcuma.

• Un quart de cuillère à café de cannelle.

• Une cuillerée de miel brut (facultatif).

• Une pincée de poivre noir.

Instructions:

• Combinez tous les ingrédients et mélangez jusqu'à consistance lisse.

• Sers immédiatement.

Astuce et variantes :

• Pour plus de piquant, ajoutez une cuillère à café de gingembre.

• Pour ajouter du sucré, utilisez des dattes à la place du miel.

Informations nutritionnelles : Anti-inflammatoire et riche en antioxydants.

Potion de guérison au chou rouge.

Pour : 1

Ingrédients :

• Une tasse de chou rouge haché.

• Une demi-tasse de bleuets

• Une demi-pomme

• 1 tasse d'eau ou de lait d'amande.

• Une cuillère à soupe de jus de citron.

Instructions:

• Placez tous les éléments dans un mélangeur.

• Mélanger jusqu'à consistance lisse.

Astuce et variantes :

• Ajoutez une poignée d'épinards pour plus de nutrition.

• Ajoutez de la stévia si vous le souhaitez.

Information nutritionnelle : Riche en vitamine C et anthocyanes.

Liftant au citron piquant.

Pour : 1

Ingrédients :

• Une tasse d'eau.

• Le jus d'1 citron

• 1/2 concombre tranché

• Une cuillerée de miel cru (facultatif).

• Plusieurs glaçons.

Instructions:

• Mélangez l'eau, le jus de citron, le concombre et le miel jusqu'à consistance lisse.

• Ajoutez de la glace et mélangez à nouveau.

Astuce et variantes :

• Ajoutez de la menthe pour une touche de fraîcheur.

• Essayez le sirop d'érable comme édulcorant alternatif.

Information nutritionnelle : détoxifiant et hydratant.

Refroidisseur de cerises et de grenade

Pour : 1

Ingrédients :

• 1/2 tasse de graines de grenade.

• 1/2 tasse de cerises dénoyautées.

• Une tasse d'eau de coco.

• Une cuillère à soupe de jus de citron vert.

• Plusieurs glaçons.

Instructions:

• Traitez les graines de grenade, les cerises, l'eau de coco et le jus de citron vert jusqu'à consistance lisse.

• Ajouter de la glace et mélanger jusqu'à refroidissement.

Astuce et variantes :

• Ajoutez une mesure de poudre de protéines végétales pour plus de protéines.

• Si vous préférez, remplacez les cerises par des baies mélangées.

Informations nutritionnelles : Riche en vitamines et minéraux, en particulier en potassium.

Mélange oméga de graines de lin.

Pour : 1

Ingrédients :

• Une tasse d'épinards.

• Un demi avocat

• Une cuillère à soupe de graines de lin moulues

• Une tasse de lait d'amande non sucré.

• 1/2 cuillère à café d'extrait de vanille.

Instructions:

• Mélanger les épinards, l'avocat, les graines de lin, le lait d'amande et l'extrait de vanille jusqu'à consistance lisse.

Astuce et variantes :

• Ajoutez une banane pour plus de douceur et d'épaisseur.

• Saupoudrer de cannelle pour plus de saveur.

Informations nutritionnelles : Riche en acides gras oméga-3 et en fibres.

SMOOTHIES Remplis De Protéines

Alkaline Nutty Adventure

Portions : 1

Ingrédients :

• Une tasse de lait d'amande non sucré.

• Une cuillère à soupe de beurre d'amande.

• Une demi-banane.

• Une cuillerée de noix

• Un quart de cuillère à café de cannelle

Instructions :

• Mélangez le lait d'amande, le beurre d'amande, la banane et les noix jusqu'à consistance lisse.

• Saupoudrer de cannelle avant de servir.

Astuce et variantes :

• Ajoutez une pincée de muscade pour une touche encore plus épicée.

• Essayez le beurre de noix de cajou pour une saveur de noisette différente.

Informations nutritionnelles : Riche en graisses saines et en protéines.

Le pouvoir des protéines de spiruline

Pour : 1

Ingrédients :

• Une tasse d'eau de coco.

• Une banane.

• Une cuillerée de poudre de spiruline.

• Une demi-tasse d'épinards

• Une cuillère à soupe de graines de citrouille

Instructions :

• Mélangez l'eau de coco, la banane, la spiruline et les épinards jusqu'à consistance lisse.

• Après avoir mixé, incorporez les graines de citrouille.

Astuce et variantes :

• Pour une touche d'agrumes, pressez un peu de jus de citron.

• Pour plus de fraîcheur, ajoutez quelques feuilles de menthe.

Informations nutritionnelles : Riche en protéines végétales et en fer.

Harmonie du cœur de chanvre

Pour : 1

Ingrédients :

• Une tasse de lait d'amande non sucré.

• Une cuillère à soupe de cœurs de chanvre

• Un demi avocat

• 1/2 tasse de baies mélangées.

• 1/4 cuillère à café d'extrait de vanille.

Instructions:

• Mélangez le lait d'amande, les cœurs de chanvre, l'avocat, les baies et l'essence de vanille jusqu'à consistance lisse.

Astuce et variantes :

• Utilisez des baies congelées pour obtenir une consistance plus épaisse.

• Si vous préférez un goût plus sucré, ajoutez de la stévia.

Informations nutritionnelles : Riche en acides gras oméga-3 et en antioxydants.

Bonheur au beurre d'amande

Pour : 1

Ingrédients :

• Une tasse de lait d'amande non sucré.

• Une cuillère à soupe de beurre d'amande.

• Une banane mûre.

• 1/2 cuillère à café d'extrait de vanille.

• Une cuillerée de graines de lin

. Instructions :

• Mélangez le lait d'amande, le beurre d'amande, la banane et l'essence de vanille dans un mixeur.

• Mélangez jusqu'à consistance lisse, puis ajoutez les graines de lin et mélangez à nouveau.

Astuce et variantes :

• Pour une saveur chaleureuse, ajoutez une pincée de cannelle.

• Incluez une poignée de chou frisé pour plus de nutrition.

Nutrition : Riche en fibres et en graisses monoinsaturées.

Frais de graines de chia

Pour : 1

Ingrédients :

• Une tasse d'eau de coco.

• Une cuillerée de graines de chia.

• 1/2 tasse de fraises.

• Une demi-banane.

• Un quart de cuillère à café de zeste de citron

. Instructions :

• Faites tremper les graines de chia dans l'eau de coco pendant dix minutes.

• Mélangez les graines de chia trempées, les fraises, la banane et le zeste de citron jusqu'à consistance lisse.

Astuce et variantes :

• Ajoutez une poignée d'épinards pour une portion supplémentaire de légumes verts.

• Remplacez les fraises par des bleuets pour une saveur fruitée différente.

Information nutritionnelle : Riche en acides gras oméga-3 et en hydratation.

Élixir de graines de citrouille

Portions : 1

Ingrédients :

- Une tasse d'épinards.

- Un quart de tasse de graines de citrouille.

- Une demi-banane.

- Une tasse de lait d'amande.

- Un quart de cuillère à café de cannelle.

Instructions :

- Mélangez les épinards, les graines de citrouille, la banane et le lait d'amande jusqu'à consistance lisse.

- Saupoudrer de cannelle avant de servir.

Astuce et variantes :

- Faites tremper les graines de citrouille toute la nuit pour faciliter le mélange.

- Ajoutez une pincée de muscade pour une saveur d'automne.

Valeurs nutritionnelles : Riche en magnésium et en zinc.

Quinoa Quinoa

Pour : 1

Ingrédients :

- 1/4 tasse de quinoa cuit.

- Une tasse de feuilles de chou frisé

- Un demi-avocat

- Une tasse d'eau de coco.

- Une cuillère à soupe de jus de citron.

Instructions:

- Réduisez en purée le quinoa, le chou frisé, l'avocat, l'eau de coco et le jus de citron jusqu'à obtenir une consistance crémeuse.

Astuce et variantes :

- Ajoutez une pomme verte pour la douceur.

- Ajoutez des graines de chia pour ajouter des oméga-3.

Valeurs nutritionnelles : Riche en protéines végétales et en fibres.

Sensation de graines de tournesol.

Pour : 1

Ingrédients :

• Une tasse de lait d'amande non sucré.

• Un quart de tasse de graines de tournesol.

• 1/2 poire mûre.

• Une cuillère à soupe de miel (facultatif)

• 1/2 cuillère à café d'extrait de vanille.

Instructions:

• Mélangez le lait d'amande, les graines de tournesol, la poire et l'essence de vanille jusqu'à consistance lisse.

• Ajoutez du miel si vous le souhaitez.

Astuce et variantes :

• Pour une version végétalienne, remplacez le miel par du sirop d'érable.

• Ajoutez une poignée d'épinards pour plus de nutrition.

Informations nutritionnelles : Riche en vitamine E et en graisses saines.

La perfection des protéines de pois

Pour : 1

Ingrédients :

• Une tasse d'eau de coco.

• Une mesure de poudre de protéine de pois.

• Une demi-banane.

• 1/4 tasse de tranches de concombre.

• Une cuillère à soupe de feuilles de menthe.

Instructions:

• Mélangez l'eau de coco, la poudre de protéine de pois, la banane, le concombre et la menthe jusqu'à obtenir une consistance lisse.

Astuce et variantes :

• Pour préparer un smoothie plus frais, congelez la banane à l'avance.

• Pour une touche rafraîchissante, versez un peu de jus de citron vert.

Informations nutritionnelles : Une excellente source de protéines végétales et d'eau.

Merveille de noix

Pour : 1

Ingrédients :

• Une tasse de lait d'amande non sucré.

• Un quart de tasse de noix

• Une demi-pomme épépinée et tranchée

• Une demi-cuillère à café de cannelle

• Une cuillère à soupe de graines de lin moulues.

Instructions:

• Mélangez le lait d'amande, les noix, la pomme et la cannelle jusqu'à consistance lisse.

• Incorporer les graines de lin moulues après le mélange.

Astuce et variantes :

• Faire tremper les noix toute la nuit pour un mélange plus onctueux.

• Ajoutez une pincée de clou de girofle pour une touche épicée.

Informations nutritionnelles : Riche en acides gras oméga-3 et en antioxydants.

SMOOTHIES À BASE DE PLANTES CURATIVES

Rafraîchisseur alcalin à la menthe

Portions : 1

Ingrédients :

• Une tasse d'épinards.

• Un demi concombre

. • Dix feuilles de menthe fraîche.

• Le jus d'un citron vert.

• Une tasse d'eau.

Instructions:

• Traitez les épinards, le concombre, les feuilles de menthe, le jus de citron vert et l'eau jusqu'à consistance lisse.

Astuce et variantes :

• Ajoutez quelques morceaux de gingembre pour une touche épicée.

• Ajoutez un filet de nectar d'agave si vous préférez.

Informations nutritionnelles : Rafraîchissant, riche en vitamine K et hydratant.

Explosion antioxydante à base de plantes.

Pour : 1

Ingrédients :

• 1/2 tasse de petits fruits mélangés.

• 1/4 tasse de persil frais.

• Une cuillère à soupe de jus de citron.

• 1 tasse de thé vert, réfrigéré

. Instructions :

• Mélangez les baies, le persil, le jus de citron et le thé vert jusqu'à consistance lisse.

Astuce et variantes :

• Pour plus de goût, infusez le thé vert avec un sachet de tisane.

• Utilisez des baies congelées pour préparer un smoothie réfrigéré.

Information nutritionnelle : Riche en antioxydants et flavonoïdes.

Mélange de baies et basilic

Pour : 1

Ingrédients :

• Une tasse de fraise.

• Une demi-banane.

• 1/4 tasse de feuilles de basilic frais.

• Une tasse de lait d'amande.

Instructions:

• Mélangez les fraises, la banane, les feuilles de basilic et le lait d'amande jusqu'à consistance lisse.

Astuce et variantes :

• Pour une version plus légère, utilisez de l'eau de coco à la place du lait d'amande.

• Pour plus de fibres, ajoutez 1 cuillère à soupe de graines de chia.

Informations nutritionnelles : Riche en vitamine C et en manganèse.

Potion Thym & Prune

Pour : 1

Ingrédients :

• Deux prunes mûres, dénoyautées.

• 1/2 tasse de raisins rouges.

• Une cuillère à café de feuilles de thym frais.

• Une tasse d'eau.

Instructions:

• Réduisez en purée les prunes, les raisins, les feuilles de thym et l'eau jusqu'à consistance lisse.

Astuce et variantes :

• Pour plus d'acidité, ajoutez un peu de jus de citron.

• Ajoutez une cuillère à café de miel brut si nécessaire.

Informations nutritionnelles : Riche en vitamine A et en fibres alimentaires.

Surprise Romarin-Agrumes

Pour 1 personne

Ingrédients :

• Une orange pelée et épépinée

• 1/2 pamplemousse pelé et épépiné.

• Une cuillère à café de romarin frais.

• Une tasse d'eau.

Instructions:

• Mélangez l'orange, le pamplemousse, le romarin et l'eau jusqu'à consistance lisse.

Astuce et variantes :

• Pour une saveur plus sucrée, ajoutez une petite pomme.

• Pour obtenir une texture givrée, congelez les agrumes au préalable.

Informations nutritionnelles : Riche en vitamine C et bioflavonoïdes.

Lavande Myrtille Calme.

Pour : 1

Ingrédients :

• Une tasse de bleuet.

• Une cuillère à café de fleurs de lavande séchées.

• Une tasse de lait d'amande.

• Une demi-banane.

Instructions:

• Mélangez les myrtilles, la lavande, le lait d'amande et la banane jusqu'à obtenir une consistance lisse.

Astuce et variantes :

• Pour un smoothie plus sucré, ajoutez une petite quantité de miel brut.

• Pour faire une version réfrigérée, utilisez des bleuets surgelés.

Information nutritionnelle : Riche en antioxydants et reconnu pour ses effets relaxants.

Sérénité Sauge Fraise.

Pour : 1

Ingrédients :

• Une tasse de fraise.

• Une demi-banane.

• Une cuillère à café de feuilles de sauge fraîches.

• Une tasse d'eau de coco.

Instructions :

• Mélangez les fraises, la banane, les feuilles de sauge et l'eau de coco jusqu'à consistance lisse.

Astuce et variantes :

• Ajoutez une poignée d'épinards pour plus de nutrition.

• Remplacez la sauge par du basilic pour une saveur d'herbes différente.

Valeurs nutritionnelles : Riche en vitamine C et en potassium.

Camomille-Pêche Confort

Pour : 1

Ingrédients :

• Deux pêches mûres et dénoyautées

• 1 tasse de thé à la camomille infusé, refroidi

• 1/2 cuillère à café d'extrait de vanille.

• Une cuillère à soupe de graines de lin moulues.

Instructions:

• Mélanger les pêches, le thé à la camomille, l'extrait de vanille et les graines de lin moulues jusqu'à consistance lisse.

Astuce et variantes :

• Si vous préférez un goût plus sucré, ajoutez de la stévia.

• Ajoutez une pincée de cannelle pour une saveur grillée.

Information nutritionnelle : Apaise et facilite la digestion.

Le bonheur de la mélisse

Portions : 1

Ingrédients :

• Une tasse d'épinards.

• Un demi concombre

. • Une cuillère à soupe de feuilles de mélisse.

• Le jus d'un citron.

• Une tasse d'eau.

Instructions :

• Mélangez les épinards, le concombre, la mélisse, le jus de citron et l'eau jusqu'à consistance lisse.

Astuce et variantes :

• Ajoutez une tranche de gingembre pour une touche épicée.

• Pour une saveur différente et plus rafraîchissante, remplacez la mélisse par de la menthe.

Information nutritionnelle : Rafraîchissant et anti-stress.

Purifier Persil Poire

Pour : 1

Ingrédients :

• Une poire mûre.

• 1/4 tasse de feuilles de persil.

• Une tasse de feuilles de chou frisé

. • Une cuillère à soupe de jus de citron.

• Une tasse d'eau.

Instructions:

• Traitez la poire, le persil, le chou frisé, le jus de citron et l'eau jusqu'à consistance lisse.

Astuce et variantes :

• Ajoutez une pomme verte pour plus de douceur.

• Pour ajouter des électrolytes, utilisez de l'eau de coco au lieu de l'eau ordinaire.

Information nutritionnelle : Détoxifiant, riche en vitamines A et C.

DE DÉLICIEUX SMOOTHIES DESSERTS

Indulgence alcaline au chocolat.

Pour : 1

Ingrédients :

• Une tasse de lait d'amande.

• Une cuillère à soupe de poudre de cacao cru.

• Un demi avocat.

• Une cuillère à soupe de sirop d'érable pur.

• 1/2 cuillère à café d'extrait de vanille.

Instructions:

• Mélangez le lait d'amande, la poudre de cacao, l'avocat, le sirop d'érable et l'extrait de vanille jusqu'à consistance lisse.

Astuce et variantes :

• Rehaussez la saveur du chocolat avec une pincée de sel marin.

• Pour plus de protéines, ajoutez une boule de poudre de protéine d'amande.

Valeur nutritionnelle : Riche en graisses saines et en magnésium.

Doux rêve alcalin.

Pour : 1

Ingrédients :

• Une tasse d'eau de coco.

• Une demi-banane.

• 1/2 tasse de morceaux de mangue.

• Une cuillère à soupe de flocons de noix de coco.

• Une demi-cuillère à café de cannelle

. Instructions :

• Mélangez l'eau de coco, la banane, la mangue et la cannelle jusqu'à obtenir une consistance lisse.

• Garnir de flocons de noix de coco.

Astuce et variantes :

• Ajoutez des fruits surgelés pour rendre le smoothie plus frais et plus épais.

• Pour ajouter du piquant, saupoudrez de muscade.

Information nutritionnelle : Riche en vitamines A et C.

Velours de gousse de vanille

Pour : 1

Ingrédients :

• Une tasse de lait d'amande non sucré.

• Une moitié de gousse de vanille grattée.

• Une demie banane.

• Une cuillère à soupe de graines de chanvre.

• 1/2 cuillère à café d'extrait d'amande.

Instructions :

• Mélanger le lait d'amande, la gousse de vanille, la banane et l'extrait d'amande jusqu'à consistance lisse.

• Ajoutez les graines de chanvre après avoir mixé.

Astuce et variantes :

• Ajoutez une date pour une douceur naturelle.

• Remplacez les graines de chanvre par des graines de chia pour une texture différente.

Informations nutritionnelles : Riche en protéines végétales et en acides gras oméga-3.

Concoction de cacao et de noix de coco

Pour : 1

Ingrédients :

• Une tasse de lait de coco.

• Une cuillère à soupe de grains de cacao.

• Une demi-banane.

• Une cuillère à soupe de noix de coco râpée.

• 1/2 cuillère à café de poudre de cacao.

Instructions:

• Traitez le lait de coco, les éclats de cacao, la banane et la poudre de cacao jusqu'à consistance lisse.

• Garnir de noix de coco râpée.

Astuce et variantes :

• Pour obtenir une texture glacée, congelez d'abord la banane.

• Ajoutez une cuillère à café de beurre d'amande pour plus de richesse.

Informations nutritionnelles : Riche en antioxydants et en bonnes graisses.

Merveille d'érable et de cannelle

Pour : 1

Ingrédients :

• Une tasse de lait d'avoine.

• Une cuillère à soupe de sirop d'érable pur.

• Une demi-cuillère à café de cannelle

• Une demi-pomme épépinée et coupée

• Une cuillerée de graines de lin

Instructions :

• Mélangez le lait d'avoine, le sirop d'érable, la cannelle, la pomme et les graines de lin jusqu'à consistance lisse.

Astuce et variantes :

• Ajoutez une pincée de gingembre moulu pour un effet réchauffant.

• Pour un profil de saveur distinct, remplacez les pommes par des poires.

Informations nutritionnelles : Teneur élevée en fibres et oméga-3 bons pour le cœur.

Tarte aux pommes alcaline

Pour : 1

Ingrédients :

- Une pomme, épépinée et tranchée

- Une tasse de lait d'amande non sucré.

- Une demi-cuillère à café de cannelle

. • 1/4 cuillère à café de muscade.

- Une cuillerée d'amandes trempées.

Instructions:

- Combinez tous les ingrédients et mélangez jusqu'à consistance lisse.

Astuce et variantes :

- Ajoutez une date pour une douceur naturelle.

- Ajoutez une pincée de graines de lin moulues pour plus de fibres.

Valeurs nutritionnelles : Riche en fibres et en épices réchauffantes.

Charme de gâteau au fromage aux baies.

Pour : 1

Ingrédients :

• Une tasse de baies mélangées.

• 1/2 tasse de noix de cajou (trempées pendant 2 heures)

• Une tasse de lait d'amande non sucré.

• 1/2 cuillère à café d'extrait de vanille.

Instructions:

• Mélangez les baies, les noix de cajou trempées, le lait d'amande et l'essence de vanille jusqu'à consistance lisse.

Astuce et variantes :

• Utilisez des baies congelées pour préparer un smoothie plus épais.

• Parsemer de quelques baies entières.

Information nutritionnelle : Riche en antioxydants et en bonnes graisses.

Peach Cobbler Paradise

Portions : 1

Ingrédients :

- Deux pêches mûres, dénoyautées et tranchées.

- Une tasse de lait d'amande non sucré.

- Une demi-cuillère à café de cannelle

. • Une cuillerée de flocons d'avoine.

Instructions :

- Mélangez les pêches, le lait d'amande, la cannelle et les flocons d'avoine jusqu'à consistance lisse.

Astuce et variantes :

- Ajoutez une pincée de gingembre pour une touche épicée.

- Si vous aimez un goût plus sucré, sucrez avec de la stévia.

Informations nutritionnelles : Riche en vitamine C et en fibres.

<u>du pain aux bananes et aux noix .</u>

Pour : 1

Ingrédients :

• Une banane.

• Une tasse de lait d'amande non sucré.

• Un quart de cuillère à café de cannelle

• Une cuillerée de noix

• 1/4 cuillère à café d'extrait de vanille.

Instructions :

• Mélangez la banane, le lait d'amande, la cannelle, les noix et l'extrait de vanille jusqu'à consistance lisse.

Astuce et variantes :

• Utilisez une banane congelée pour une texture plus crémeuse et plus froide.

• Ajoutez des graines de chia pour une nutrition supplémentaire.

Nutrition : Riche en potassium et en oméga-3.

Crème de cerises caroube.

Pour : 1

Ingrédients :

- 1 tasse de cerises dénoyautées.

- Une tasse de lait d'amande non sucré.

- Une cuillère à soupe de poudre de caroube.

- Une demi-banane.

Instructions:

- Mélangez les cerises, le lait d'amande, la poudre de caroube et la banane jusqu'à consistance lisse.

Astuce et variantes :

- Pour ajouter des protéines, ajoutez une cuillerée de graines de chanvre.

- Pour préparer une friandise glacée, congelez les cerises à l'avance.

Informations nutritionnelles : Teneur élevée en fibres et naturellement sucrée.

CHAPITRE 5 : VIVRE UNE VIE ALCALINE

Conseils pour une santé alcaline à long terme

Commencer un régime alcalin est plus qu'un simple remède rapide ; il s'agit d'un changement de mode de vie qui peut avoir un impact significatif sur votre santé et votre bien-être en général. Pour bénéficier des bienfaits de ce style d'alimentation nourrissant, développez des habitudes à long terme qui soutiennent votre équilibre alcalin et votre vigueur générale .

Voici quelques stratégies importantes pour préserver la santé alcaline à long terme.

Adoptez la règle des 80/20 :

- Visez une alimentation à 80 % alcaline et à 20 % acide. Cela offre polyvalence et plaisir tout en conservant une atmosphère principalement alcaline.
- Ne vous inquiétez pas des indulgences occasionnelles. Dégustez une part de pizza ou un morceau de gâteau au chocolat à l'occasion sans culpabiliser ! La clé est la modération et l'équilibre.

Focus sur la variété :

- Ne vous limitez pas à quelques composants. Pour fournir un spectre diversifié de nutriments, mangez une variété de fruits, de légumes, de noix, de graines et de légumineuses alcalines.
- Soyez inventif avec vos recettes. Expérimentez avec différentes saveurs, textures et combinaisons pour rendre votre voyage alcalin intéressant et délicieux.

Planifier à l'avance:

- Préparer des repas le week-end ou le soir garantit que vous disposez d'options saines et alcalines toute la semaine.
- Les produits alcalins tels que les légumes-feuilles, les fruits, les légumes, les noix, les graines et les graisses saines doivent être conservés à portée de main dans le réfrigérateur et le garde-manger.
- Préparez des collations alcalines pour une alimentation sur le pouce.

Restez hydraté:

- Faites de l'eau la boisson principale. Visez 8 à 10 verres d'eau filtrée par jour pour faciliter la détoxification, l'hydratation et l'équilibre alcalin.
- Pour rehausser la saveur et les bienfaits, infusez votre eau avec des aliments alcalinisants comme le citron, le concombre ou la menthe.

Écoutez votre corps.

- Considérez comment différents aliments et activités affectent votre humeur. Si quelque chose ne vous convient pas, ne forcez pas.
- Ajustez votre routine si nécessaire. Les besoins de votre corps peuvent évoluer avec le temps, alors soyez adaptable et modifiez vos routines alcalines en conséquence.

Rechercher de l'aide :

- Rejoignez une communauté de personnes partageant les mêmes idées et partageant votre enthousiasme pour la vie alcaline. Cela peut apporter de la motivation, de l'inspiration et des informations utiles.

- Pensez à travailler avec un nutritionniste holistique ou un coach santé qui pourra vous fournir des conseils et un soutien personnalisés tout au long de votre parcours.

Faites-en un style de vie.

- Ne considérez pas la vie alcaline comme un régime rigoureux ou une solution transitoire. Acceptez-le comme un mode de vie qui profite à votre santé, à votre esprit et à votre esprit.
- Célébrez vos réalisations et profitez du voyage !

En adoptant ces recommandations dans votre routine quotidienne, vous pouvez développer un mode de vie alcalin à long terme qui favorise la santé, la vitalité et le bien-être.

N'oubliez pas que le voyage vers une santé alcaline est un marathon et non un sprint. Soyez patient, doux avec vous-même et appréciez le processus consistant à nourrir votre corps de l'intérieur vers l'extérieur.

FAQ

Q : Qu'est-ce qu'un régime alcalin ?

R : Le régime alcalin met l'accent sur la consommation d'aliments censés favoriser un environnement alcalin dans votre corps. Celui-ci contient beaucoup de fruits, de légumes, de noix, de graines et de légumineuses, ainsi que des éléments réduits acides tels que les plats transformés, le sucre, la viande rouge et le lait.

Q : Quels sont les avantages de consommer des smoothies alcalins ?

R : Les smoothies alcalins présentent divers avantages, notamment :

- Équilibrer le pH de votre corps
- Augmentation des niveaux d'énergie
- Aide à la digestion.
- Promouvoir la désintoxication.
- Soutenir la gestion du poids
- Fournir la nourriture nécessaire.

Q. Tous les fruits et légumes sont-ils alcalins ?

R : Bien que la plupart des fruits et légumes soient alcalinisants, certains, comme les agrumes, sont de nature acide mais ont un effet alcalinisant sur le corps lorsqu'ils sont transformés.

Q : Puis-je consommer des smoothies alcalins tous les jours ?

R : Absolument ! Inclure des smoothies alcalins dans votre routine quotidienne est une excellente approche pour nourrir votre corps et favoriser le bien-être général.

Q : Les smoothies alcalins peuvent-ils vous aider à perdre du poids ?

R : Bien que les smoothies alcalins ne soient pas un remède miracle pour perdre du poids, ils peuvent vous aider à atteindre vos objectifs en fournissant des nutriments importants, en augmentant la satiété et en diminuant les envies de collations malsaines.

Q : Y a-t-il des effets secondaires liés à la consommation de smoothies alcalins ?

R : La majorité des gens peuvent consommer des smoothies alcalins en toute sécurité. Cependant, si vous souffrez de problèmes de santé sous-jacents, vous devez toujours consulter votre médecin avant de procéder à des changements alimentaires importants.

Q : Puis-je mélanger de la poudre de protéines à mon smoothie alcalin ?

R : Oui ! L'ajout de poudre de protéines végétales, comme les protéines de chanvre, de pois ou de riz, augmentera la valeur nutritionnelle de votre smoothie et vous permettra de vous sentir rassasié plus longtemps.

Q : Comment rendre mes smoothies alcalins plus savoureux ?

R : Essayez différentes combinaisons de fruits, de légumes, d'herbes et d'épices. Un filet de jus de citron ou de lime peut égayer le plat, tandis qu'une pincée de gingembre ou de cannelle ajoutera de la chaleur et de la profondeur.

Q : Puis-je congeler des smoothies alcalins ?

R : Oui, vous pouvez congeler les restes de smoothie dans un récipient allant au congélateur pour une collation rapide et facile plus tard. Assurez-vous simplement qu'il y a suffisamment d'espace en haut pour que le smoothie puisse se dilater lorsqu'il gèle.

Q : Est-il préférable de préparer des jus ou de mélanger des smoothies alcalins ?

R : Le mélange est privilégié pour les smoothies alcalins car il préserve les fibres présentes dans les fruits et légumes, essentielles à la digestion et à la régulation de la glycémie.

J'espère que ces FAQ ont résolu certaines de vos questions concernant les smoothies alcalins. Le chemin vers une santé alcaline est unique à chaque individu, alors écoutez votre corps, essayez différentes recettes et voyez ce qui vous convient le mieux.

CONCLUSION

Cfélicitations! Vous avez terminé cette expérience de smoothie alcalin et j'espère que vous vous sentez inspiré, plein d'énergie et prêt à vous lancer sur la voie d'une vie plus saine et plus dynamique.

Comme vous l'avez découvert, les smoothies alcalins sont plus qu'une simple boisson savoureuse ; ils constituent également un outil efficace pour améliorer votre santé de l'intérieur. Vous pouvez atteindre votre plus grand potentiel et vivre une vie pleine d'énergie, de vitalité et de joie en alimentant votre corps avec des aliments riches en nutriments, en rétablissant l'équilibre et en adoptant une approche holistique de la santé.

N'oubliez pas que le chemin vers la santé alcaline est personnel. Profitez de la liberté de personnaliser votre style de vie selon vos besoins et vos goûts spécifiques. Expérimentez des recettes, écoutez les signaux de votre corps et n'hésitez pas à essayer quelque chose de nouveau. Les opportunités sont illimitées et les avantages changent véritablement la vie.

Alors que vous poursuivez votre voyage vers le smoothie alcalin, je vous encourage à partager vos réalisations et vos défis avec les autres. Faites connaître les bienfaits d'une vie alcaline et encouragez votre entourage à adopter un mode de vie sain.

Si ce livre vous a été bénéfique de quelque manière que ce soit, je vous serais reconnaissant de bien vouloir publier une critique favorable et fournir des commentaires honnêtes. Vos remarques signifient non seulement beaucoup pour moi, mais elles aident également les autres à comprendre le potentiel transformateur des smoothies alcalins.

Merci de m'avoir rejoint sur mon chemin vers une meilleure santé. Que votre mixeur soit toujours plein, vos smoothies débordants de goût et votre vie remplie de bien-être radieux.